I profumi
che curano corpo, mente e spirito

Titolo | I profumi che curano corpo, mente e spirito
Autore | Ketty Renzo
ISBN | 978-88-31657-58-7

Youcanprint
Via Marco Biagi 6 - 73100 Lecce
www.youcanprint.it
info@youcanprint.it

Prefazione

"Il successo è la realizzazione progressiva di un sogno"

Quando mi è stato proposto di realizzare la presentazione del presente elaborato ho avvertito subito la consapevolezza che: "ce l'avrebbe fatta!!!". Conosco perfettamente le motivazioni che spingono gli esseri umani a determinare risultati di successo nella propria vita; ed è proprio quando si fondono curiosità, conoscenza, e determinazione, che si arriva a sviluppare competenze di ordine superiore, veri capisaldi del successo. Queste sono le premesse che hanno caratterizzato il percorso formativo dell'autrice Ketty Renzo imperniata da sempre sulla crescita personale e il miglioramento degli standard tradizionali di vita. Gli step evolutivi della scrittrice mi sono noti ed ero certo che sarebbe riuscita nel realizzare questo elaborato e ne sono fiero per la precisione e la serietà con cui ha appreso le informazioni che le arrivavano nel corso delle esperienze formative da discente cui partecipava.

Voglio sottolineare, quale esperto e docente di Medicina Funzionale Integrata, di essere a conoscenza delle difficoltà che possono sorgere nel comporre ed esporre un elaborato di Aromaterapia inserito in un contesto olistico e integrato con discipline non del tutto riconosciute dalla Scienza Ufficiale. Faccio ovviamente riferimento alla Fitoterapia, alla Gemmoterapia alla Medicina Tradizionale Cinese, alla Floriterapia, alla Nutriterapia e al gruppo delle discipline Vibrazionali che da sempre vivono ai margini del riconoscimento.

Ketty è stata brava a riuscire in questo intento perché ha saputo effettuare un escursus Storico-Religioso-Filosofico-Mitologico-Antropologico e Medico-Scientifico al fine di portare per mano il lettore a metabolizzare i principi secondando cui l'Aromaterapia al pari di tutte le conoscenze sulla Medicina Naturale sono state parte integrante delle terapie di ogni tempo e possono esserlo anche nei tempi moderni e attuali.

I tempi stanno cambiando e ormai è sempre più frequente avvertire l'utilizzo da parte dei medici di terminologie e principi attivi o sostanze naturali consueti del dizionario complementare. Finora se ne apprezzano solo le caratteristiche integrazionali utili nel caso di sintomi disfunzionali, ma vige ancora una notevole diffidenza nell'inserimento in una vera e propria strategia terapeutica. Questione di tempo!!!!!!

L'autrice, questo concetto lo ha ben rappresentato pur segnalando, peraltro, l'indiscutibile aiuto della farmacologia classica in una sintomatologia critica e di urgenza; ma per quanto concerne i disturbi su base funzionale che precedono la fase lesionale, in questo manoscritto essa giustamente evidenzia l'efficacia degli Oli Essenziali. Posso confermare che gli oli essenziali rispetto altri rimedi naturali presentano un pattern di azione molto più ampio, finanche rispetto alla beneamata farmacoterapia, coinvolgendo come viene ben sottolineato l'intero sistema Psico-Neuroendocrino-Immunologico-Emozionale, ormai da tutti gli scienziati riconosciuta come la nuova frontiera della Medicina. Non esiste alcuna sindrome o alcuna patologia che non trovi le sue radici in un Trigger Emozionale o Endocrino Immunologico contemporaneamente in quanto alla base della malattia c'è quasi sempre un'alterazione del tono neurovegetativo (Simpaticotonia e Parasimpaticotonia) e l'attivazione aspecifica dell'asse HPA (Ipotalamo, Ipofisi, Surrene). Ebbene, la chimica degli Oli Essenziali, proprio come l'autrice descrive, attraverso l'azione di sostanze organiche quali Monoterpeni, Sesquiterpeni, Fenoli, Alcoli, Eteri, Ossidi, Esteri, favoriscono simultaneamente il riequilibrio e la modulazione dell'intero Network PNEIE. I meccanismi farmacodinamici sono esattamente sovrapponibili a quelli dei farmaci che invece esaltano solo le proprietà di azione di un solo principio attivo, mentre gli oli essenziali possono annoverare le dinamiche terapeutiche di svariate sostanze chimiche. Da non sottovalutare anche le diverse modalità di somministrazione degli Oli Essenziali (Olfattiva, Topica, Interna e Diffusiva), nonché la possibilità di molte specie di attraversare la BEE.

Di recente tali concetti furono studiati dalla scienziata Candace Pert che nel libro "Emotions and Disease" affermava che <u>I NOSTRI PENSIERI, LE NOSTRE EMOZIONI, LE NOSTRE IDEE,</u> posseggono una frequenza elettromagnetica e sono tradotti in molecole chimiche chiamate Neuropeptidi che si riuniscono per risonanza elettrochimica con i recettori presenti sulle cellule orientandone e modulandone i processi biochimici. Tali recettori sono gli stessi che i farmaci oppiacei o cannabinoidi utilizzano.

Il coraggioso lavoro svolto dall'autrice Ketty Renzo, spinta dal desiderio di implementare le conoscenze scientifiche rivolte verso nuove strategie terapeutiche, mi è particolarmente gradito, perché rappresenta un documento non solo rivolto ad una classe specifica di Professionisti del settore Medico-Scientifico, ma per la semplicità con cui è scritto esso risulta facilmente comprensibile alla maggior parte delle persone desiderose di estendere le proprie conoscenze con la ulteriore possibilità di prendere dimestichezza per l'utilizzo personale (ma sempre sotto il suggerimento di esperti) di integratori utili per gestire disturbi funzionali e non patologie serie.

Infatti l'uomo ingerisce quotidianamente con la dieta circa 500 g di composti chimici di cui la maggior parte sono componenti di piante o di vegetali in genere.

Oltre le ben note proteine, grassi, carboidrati e i micronutrienti essenziali quali minerali e vitamine, il mondo vegetale fornisce fenoli, terpeni, terpenoidi, alcaloidi, purine, pirimidine, acidi nucleici, steroidi, ecc. che esercitano potenti attività biologiche.

Tali componenti vengono denominati genericamente sostanze fitochimiche (phytochemicals) e comprendono decine di migliaia di composti appartenenti a classi chimiche e a famiglie botaniche anche estremamente differenti. Parecchi composti esercitano un'attività biologica così marcata da poterla definire farmacologica. Pertanto ritengo di grande utilità l'opera svolta dall'autrice come atto di divulgazione alla portata di tutti, perché ritengo che il primo a doversi far carico della malattia è il paziente stesso il quale è ora che partecipi attivamente alle strategie terapeutiche e non le subisca delegando il tutto al Medico, e comprenda un po' di più circa i meccanismi e le origini della malattia o del disturbo funzionale.

Sia chiaro che sarà sempre il Medico a trattare le gravi patologie, ma da oggi grazie a quest'opera scritta brillantemente da Ketty Renzo, egli possiede nell'Aromaterapia un'arma in più.

Napoli Gennaio 2020

dr. Maurizio Maresca
Medicina Funzionale Integrata e Naturopatia Clinica
Ex Dirigente Ospedaliero SSN ed Esperto in Emostasi

Questo mio lavoro è interamente dedicato

ad un guerriero che in questi giorni

mi sta insegnando il coraggio,

l'amore per la vita e quanto sia importante

vivere ogni momento al meglio.

A Te che la vita ha riservato

una prova dura MA POSSIBILE da superare,

a Te che sei un vero eroe,

a Te che sono orgogliosa di avere nella mia vita,

a Te, il mio più grande e sentito GRAZIE.

A Te Gianvito.

L'essenza e il carattere di tutte le cose possono essere riconosciuti dall'intimo senso dell'anima; l'anima non percepisce la costituzione fisica delle erbe ma percepisce intuitivamente i loro poteri e riconosce subito il loro signatum...

Paracelso

CAPITOLO 1
I CINQUE SENSI E TRA LORO IL RE INDISCUSSO: L'OLFATTO

Sin dai nostri primi elementi di conoscenza del corpo umano, abbiamo imparato che l'uomo possiede 5 Sensi, tutti importanti per riconoscere il mondo intorno a noi. Si tratta di veri e propri Radar che ci aiutano ad acquisire informazioni di natura fisica ed emozionale, che noi utilizziamo per creare una sorta di "archivio dei ricordi", per creare il nostro software. Riusciremo a vedere ciò che ci circonda, a sentire suoni e rumori, a riconoscere i vari gusti e "sentire gli odori".

Tutt'insieme, di fatto, concorrono a creare un vero e proprio sistema di conoscenze preposto a salvaguardare la nostra integrità fisica. Tuttavia dobbiamo tener conto della condizione evolutiva dell'uomo sin dalla sua apparizione sulla terra.

Se è vero che l'uomo era quadrupede, verosimilmente il senso dell'olfatto doveva essere più sviluppato visto il suo contatto più intenso con la terra. Infatti gli animali mantengono ancora queste caratteristiche, riconoscendo attraverso l'olfatto situazioni e pericoli, che invece l'uomo "moderno" opera attraverso la vista e l'udito, penalizzando così l'olfatto.

Quest'ultimo è stato messo a dura prova anche da tutti i componenti di chimica sintetica che di seguito hanno modificato "aria "che respiriamo.

Ciò che spesso ci sfugge è quanto l'olfatto sia il più potente dei sensi: un animale, un essere umano, riconoscono la propria madre dall'odore, come anche la fonte da cui approvvigionarsi di cibo: la mammella.

Inoltre è corretto rappresentarlo come fondamentale alla vita, fosse anche in relazione alla respirazione. È quindi naturale affermare che il naso è la porta di accesso ai polmoni.

Secondo la Medicina Ayurvedica, è la porta del cervello e della coscienza ed è direttamente collegato alla funzione sensoriale dell'odorato e all'azione escretrice dell'intestino.

Piccoli riferimenti alla Medicina Tradizionale Cinese (in seguito denominata MTC), ci portano a ritenere che il polmone sia colui che "Regge l'Energia" e il naso sia il contatto diretto con la parte profonda di noi, quella parte che mette in diretta relazione l'esterno con la nostra area cerebrale degli istinti.

Di fatto l'olfatto è il senso che ci permette di percepire la realtà in modo più diretto e primitivo, dando modo di accedere al corpo ed anche alla psiche. Le stimolazioni olfattive, infatti, sono le sole ad arrivare alla corteccia cerebrale senza filtri, senza subire quindi nessuna "intromissione" da parte del talamo. Di fatto, possiamo con certezza affermare che le sensazioni, le emozioni, i ricordi che un profumo o un odore sono capaci di evocare, sono di gran lunga più potenti rispetto ad un'immagine o ad un ricordo "ascoltato". È opportuno anche citare quanto sia stretta la correlazione tra olfatto e sfera sessuale.

L'uomo biologicamente possiede la struttura NASO–IPOTALAMO – IPOFISI – GONADI.

Ciò detto non è un caso che l'odore sia decisivo nella scelta del partner giusto.

Questo meccanismo istintivo ed inconsapevole è direttamente determinato da una serie di messaggi che percorrono il sistema olfattivo, all'interno del quale troviamo una regione denominata "ORGANO VOME-RONASALE"

Tale regione è attraversata da nervi sensibilissimi a determinate sostanze, tra cui possiamo citare i FE-RORMONI, secreti da particolari ghiandole sudorali che modulano i sistemi di richiamo sessuale e riproduttivo.

Tale caratteristica, già nota in epoche passate, fu all'origine di grandi diatribe tra i Saggi della Religione Cattolica, tanto che gli "odori" furono tacciati di peccaminosità e per questo considerati sacrileghi.

Nonostante tutto, se consideriamo una parte del Vecchio Testamento ritroviamo un passo nel quale il Signore spiega a Mosè come creare un profumo sacro con incenso, mirra ed altre resine aromatiche.

L'olfatto umano è in grado di catalogare circa diecimila sostanze odorose diverse, grazie al numero dei suoi recettori e all'estensione dell'epitelio olfattivo (circa 5 cm quadrati).

Quest'ultimo è costituito da cellule olfattive che di fatto sono cellule nervose. La loro forma allungata è completata da ciglia che hanno il compito di raccogliere gli stimoli odorosi e trasmetterli alla fibra nervosa della cellula, denominata Neurite.

Nella mucosa nasale le ciglia olfattive vengono continuamente stimolate dal contatto con le molecole odorose. Attraverso queste mucose si ottiene anche buona parte della percezione degli aromi dei cibi. Ciò lo possiamo verificare quando, in caso di raffreddore, tutti i cibi ci sembrano senza sapore.

L'olfatto dunque è un senso "chimico ", che reagisce a stimoli chimici, quindi diversi fisici percepiti attraverso vista e udito. Quanto detto sinora, può consentirci di definire il sistema olfattivo come l'unico punto del nostro corpo dove il sistema nervoso è quasi a contatto con l'esterno. Vediamo brevemente come funziona e con quale velocità avviene questo processo.

Le informazioni olfattive, attraverso il bulbo olfattivo, raggiungono la parte limbica del nostro cervello e, prima che possiamo prenderne coscienza di ciò che sta accadendo, gli stimoli provocati danno il via alla produzione di una serie di neurotrasmettitori che scatenano reazioni a catena in tutto l'organismo.

Come già detto, segue una via rapida e senza filtri e questo grazie anche a una sola sinapsi che si snoda dal naso all'amigdala. Sarà quest'ultima a dirigere le informazioni alla corteccia cerebrale.

Ci fu un tempo in cui il sistema limbico veniva denominato "rinoencefalo" e con questo nome 'intendeva una certa parte del cervello che gestiva l'olfatto. Infatti l'integrazione quasi totale della regione olfattiva con il sistema limbico induce a pensare che il nostro apparato emozionale "adoperi" l'olfatto come strumento per tenersi in contatto con l'esterno e come fonte di stimoli.

Attraverso l'olfatto, quindi, è possibile in modo volontario e non, scatenare reazioni ed emozioni. I ricercatori delle industrie profumiere conoscono da sempre ed anche bene tali meccanismi, sfruttandoli appieno per formulare prodotti che siano "attraenti" per il nostro naso.

"Gli uomini devono sapere che da nient'altro, se non dal cervello, derivano la gioia, i dolori, i piaceri, i dispiaceri, gli sport, lo sconforto e il lamento.

Ed è mediante esso che noi acquisiamo saggezza e conoscenza e che possiamo vedere e sentire e riconoscere il giusto e l'illecito.

Ed è sempre causa dello stesso organo che noi diventiamo pazzi e deliranti.

Sono del parere che sia il cervello a esercitare sull'uomo il più grande potere".

IPPOCRATE

Cerchiamo di comprendere in modo semplice come avviene tutto questo processo di identificazione di molecole che, attraverso messaggi chimici, possono innescare vere e proprie funzioni organiche.

Il sistema limbico ha diverse funzioni:

    1) Elaborazione dei comportamenti correlati alla sopravvivenza della specie;

    2) Elaborazione delle emozioni e manifestazioni ad esse associate;

    3) Coinvolgimento nei processi di memorizzazione.

Se osserviamo la struttura del cervello limbico, noteremo che esso è composto da alcune parti fondamentali, come AMIGDALA, IPPOCAMPO, CORTECCIA LIMBICA. L'Amigdala è colei che comanda il nostro cervello emozionale, ossia ha la funzione di adattare il nostro comportamento emotivo alle più disparate situazioni. Essa riesce ad espletare questa funzione grazie a impulsi che riceve dagli organi di senso.

Questi imput permettono di scandagliare le varie esperienze e di innescare meccanismi organici di risposta, addirittura prima che la neocorteccia possa percepire la situazione. Per esempio, all'impulso primitivo "Attenzione c'è qualcosa che temo?", qualora la risposta è "Si", l'amigdala genera lo scatto di "grilletto neuronale" e invia messaggi di "crisi" a tutto il cervello, con la conseguente attivazione di ormoni, sistema cardiovascolare, muscoli, intestino. Inoltre l'amigdala è connessa al network nervoso con ipotalamo, alcune parti del talamo, i nuclei del nervo trigemino, del nervo facciale, area tegmentale ventrale e ippocampo.

Esso è considerato una sorta di "software", perché ha la capacità di memorizzare dati, ricordi, immagini, particolari, tutti elementi vitali al supporto degli stimoli emozionali. Sarà l'ippocampo a ricordare i dettagli di una situazione avvenuta, ma sarà l'amigdala a stimolare l'emozione di quella determinata situazione. La connessione tra Amigdala e Ipotalamo fa comprendere come, in seguito ad impulsi ricevuti, l'ipotalamo attivi una serie di risposte tra cui il sistema nervoso simpatico. Quest'ultimo è in grado, tra le sue varie funzioni, di modificare la motilità viscerale, il regolare ciclo sonno – veglia, il sistema idrosalino, regolare appetito e stati d'animo.

A tutto ciò si aggiunga la capacità dell'ipotalamo di regolare tutto il sistema endocrino. Per il successo di questa funzione, esso produce ormoni e neurormoni che vanno rispettivamente a stimolare la parte posteriore e anteriore dell'ipofisi, generando la cosiddetta "cascata ormonale".

L'asse ipotalamo – ipofisi è di fatto utile per tutte le funzioni dell'organismo, come ad esempio la crescita corporea ed il relativo coinvolgimento del metabolismo basale, risposta allo stress, funzione sessuale, con la collaborazione di testicoli e ovaie.

Tutto quanto appena descritto ci deve far aumentare la consapevolezza di quanto sono importanti li stimoli che attraverso i sensi arrivano ai nostri sistemi di controllo attraverso recettori specifici.

Circa l'85% di questi recettori si trovano proprio nell'amigdala, nell'ippocampo e nella corteccia limbica e di fatto offrono la certezza che le emozioni non sono astratte, ma vere e proprie reazioni chimiche.

La rimanente percentuale la ritroviamo in diversi distretti del corpo, un vero e proprio sistema di comunicazione che passa informazioni al corpo sui comportamenti da adottare.

Per esempio, i recettori posizionati nell'intestino possono spiegare il perché gli stati emozionali possono alterare le funzioni dell'organo stesso. È facile, a questo punto, affermare che le emozioni possano esser "ascoltate "dall'intero organismo, grazie ad una rete di informazioni che unisce psiche e corpo, mente ed emozioni, psiche e soma.

Ultimamente la conoscenza sull'argomento si è arricchita di diversi, autorevoli studi clinici, secondo i quali abbiamo recettori olfattivi in diversi distretti del corpo: pelle, polmoni, cuore, sangue.

Ciò che oggi si sta evidenziando attraverso gli studi, avalla quanto la Medicina Tradizionale Cinese (in seguito definita MTC) dice da oltre 3000 anni, ossia che naso, polmone, pelle e intestino, seppur diversi anatomicamente, di fatto sono energeticamente collegati e per questo influenzabili. Se vogliamo racchiudere in una piccola definizione quanto ho esplicitato, si può dire che tutto risponde alla teoria della CHIAVE – SERRATURA: la struttura della molecola "chiave" dev'esser adeguata alla "serratura", così da avere la chiara percezione che aiuterà ad aver chiara la percezione qualitativa e quantitativa di evitare oli che possano indurre forti e dannosi cambiamenti nei processi prima elencati. Ho ritenuto l'argomento appena trattato di fondamentale importanza per l'ampio scenario che apre alla "Terapia con gli Aromi" definita scientificamente "AROMATERAPIA".

"Se il mondo dei funghi ha trovato il modo per proteggersi dai batteri producendo antibiotici, le piante aromatiche hanno sintetizzato migliaia di composti attivi per liberarsi dagli intrusi "

P. Franchomme.

CAPITOLO 2
LA MERAVIGLIA DEL MONDO VEGETALE

Iniziamo con il dire che da sempre l'uomo si è rivolto alla natura come fonte di sopravvivenza ed anche di cura. In tempi moderni, alla cura con le erbe, detta anche "medicina delle piante", è stata aggiunto il termine "terapia". Quindi la "Terapia con le piante "ha assunto ufficialmente la denominazione di "FITOTERAPIA".

La Fitoterapia si occupa della conoscenza delle piante in toto o di parti di esse, che utilizza in modo alternativo o complementare alla Medicina allopatica. "Personalmente credo molto nella complementarietà, in quella forma tanto agognata di *Mosaico Terapeutico* che considera al centro delle varie conoscenze l'individuo e il suo benessere".

A sostegno del valore e dei benefici della Fitoterapia si è sempre parlato in termini di principi attivi isolati. Oggi invece è diffuso il concetto di "FITOCOMPLES-SO", quale insieme di sostanze di origine vegetale non riproducibile in sintesi chimica.

*"Volendo dare una definizione di FITOCOMPLESSO,
si può dire che esso è un'entità biochimica complessa che
rappresenta l'unità farmacologica integrale
delle piante medicinali"*
cit. Pr. Mastronardi.

Secondo l'O.M.S., una pianta medicinale è un organismo vegetale che contiene, in uno dei suoi organi, sostanze che possono esser utilizzate a fini terapeutici, o che ne sono i precursori. Il mondo vegetale è davvero sorprendente e nonostante tutti i progressi scientifici resta ancora in buona parte misterioso. Eppure l'uomo spesso utilizza il termine "vegetale" in accezione negativa: "Star fermo come un vegetale, vegetare, etc" Le piante sono davvero incredibili e per noi sono il fondamento della vita. Lo studio che riguarda la conoscenza delle piante prende il nome di ANATOMIA VEGE-TALE: si occupa di riconoscere e catalogare le piante secondo le loro caratteristiche fisiche attraverso l'osservazione di foglie, frutti, forme e dimensioni. Infatti variazioni della lunghezza o larghezza delle foglie, presenza o assenza di peli e di diversi odori dei fiori, ci fanno comprendere il "genere" a cui appartiene quel tipo di pianta.

Per certo possiamo definire le piante organismi autotrofi, in grado cioè di "bastare a sé stessi": ricostruiscono parti che perdono e sono capaci nutrirsi da sé. Affinché tutte queste funzioni avvengano, necessitano di acqua, sali minerali ed anidride carbonica che prendono dal suolo e dall'ambiente dove vivono. Parliamo quindi di vera e propria "fisiologia vegetale". Tutti gli esseri viventi, ivi comprese le piante, sono costituiti da tessuti, quindi da cellule ed ogni cellula, a sua volta, composte da migliaia di molecole, ciascuna delle quali svolge un ruolo specifico al fine di garantire la vita cellulare. Le cellule vegetali hanno molte sottostrutture che si occupano della produzione di energia, proteine e della sintesi clorofilliana (quest'ultima attraverso i cloroplasti, che contengono il verde clorofilla che si "unisce" all'energia della luce) Le piante, grazie alla loro fisiologia, potranno nutrirsi (nutrizione vegetale).

Attraverso il passaggio della luce del sole e l'interazione del "Cielo e della Terra", la pianta può innescare i suoi processi metabolici. Questi origineranno metaboliti primari e secondari. I metaboliti primari sono generalmente sempre gli stessi in tutti gli organismi e sono quelli legati alla crescita e alla riproduzione cellulare: aminoacidi, zuccheri, acidi grassi. Hanno simili vie biosintetiche ed energetiche.

La grande differenza tra loro risiede proprio nella "diversità biologica" che si può identificare attraverso l'individuazione della "forma delle molecole"; potremmo trovare per esempio proteine o acidi nucleici diversi che conferiranno caratteristiche originali a quella pianta. I metaboliti secondari, figli del metabolismo secondario delle piante, sono il risultato di sintesi e trasformazione di sostanze accessorie non immediatamente utili alla crescita e vita della pianta. Perché la pianta li produce? È doveroso, a questo punto, fare una considerazione importante che ci porta a "vedere" il mondo vegetale sotto un'ottica ancora più completa.

Vi sono alberi che hanno fino a 4000 anni di vita e che ancora vivono e crescono. Alcuni esempi sono le sequoie, tra cui il Generale Shermann, un esemplare di circa 2700 anni di vita.

Ebbene, quante modificazioni climatiche avranno vissuto queste piante? Quante mutazioni dell'ambiente e del suolo avranno vissuto? Appare chiara la grande capacità di adattamento all'ambiente.

Di contro, diverse specie animali e insetti si sono estinti durante questi anni. Cosa ha escogitato la natura per permettere alle piante di vivere a lungo e in salute nello stesso territorio?

Consideriamo quanti patogeni e predatori vivono nello stesso territorio, quante variazioni climatiche, spesso repentine e imprescindibili, ferite inferte, terreni ostici.

Le piante si dotano di utili difese per la sopravvivenza. Per questo, partendo da composti del metabolismo primario, la pianta produce diverse sostanze chimiche che prendono il nome della via biosintetica originaria. Questo arsenale chimico racchiude diversi tipi di molecole che di fatto sono di fondamentale importanza per le interazioni tra piante e ambiente circostante.

A differenza dei metaboliti primari, quelli secondari sono prodotti in piccole quantità e, diversamente dai primi, vengono sintetizzati da cellule specifiche, spesso ad un determinato stadio di sviluppo ed in parti precise della pianta. Inoltre, la produzione di metaboliti secondari è per la pianta azione complessa e dispendiosa a livello energetico.

Per questo destinata alla parte più vulnerabile della pianta della pianta e/o ad un determinato periodo dell'anno.

Gli oli essenziali fanno parte di questo arsenale chimico e possono arrivare e possono giungere a noi attraverso gruppi diversi di metaboliti secondari: terpeni, fenoli, alcaloidi. Ad oggi si conoscono già migliaia di tipi di molecole diverse e si ha la certezza che ancora tantissime sono da individuare e studiare.

Il loro compito è quello di proteggere le piante con proprietà cicatrizzanti, allelopatiche, attrarre animali e insetti impollinatori, allontanare i predatori, proteggere dagli insetti dannosi, allontanare gli erbivori e altro ancora.

Vi è un altro aspetto importante che contraddistingue gli oli essenziali e che li rende unici: sono il risultato dello sforzo delle piante che incontra il potere della luce ed il calore del sole.

"Poi Maria prese una libbra di unguento di nardo molto pregiato, unse i piedi di Gesù e li asciugò con i propri capelli. E il profumo dell'unguento si sparse per tutta la casa".

(Giovanni 12,3)

CAPITOLO 3
GLI OLI ESSENZIALI
NELLA STORIA

Nell'immaginario comune, gli oli essenziali vengono paragonati a dei profumi e spesso molti di essi lo sono, grazie alle loro fragranze odorose. L'etimologia della parola "Profumo" deriva dal latino "per fumum" che significa "attraverso il fumo". Il fumo era ottenuto dall'ardere di sostanze ritenute preziosissime e spesso addirittura sacre: resine e piante.

Pensiamo per esempio all'incendio e al suo utilizzo da parte delle caste più ricche in tutti i riti religiosi o festosi. Se ne bruciavano quantità enormi perché si pensava che tali modalità di fumigazione aiutasse gli uomini a riconciliarsi con il Divino e ad avere la sua approvazione e protezione.

Le fumigazioni avvenivano ai bordi delle strade: si bruciavano resine ed erbe diverse secondo le ore del giorno è della notte. A quei tempi, le essenze erano considerate soprannaturali, al pari degli dei, così si iniziò ad abbinare i profumi al "carattere" degli dei. Tornando ai nostri giorni, la chimica moderna ha messo in evidenza che gli oli essenziali, grazie alle loro formulazioni, hanno ognuno caratteristiche specifiche. Essi agiscono su tutti i livelli dell'esistenza, ivi compreso il livello definito "energetico", o "energie sottili ".

Quelle che oggi chiamiamo "AROMATERAPIA", di fatto è una tecnica che sfrutta le qualità aromatiche di ogni olio, che sarà così capace di interagire con i diversi stati emozionali. Questa capacità degli oli essenziali era ben nota nell'antica India dalla sua Medicina: L' AYURVEDA. Infatti, già tremila anni fa, i dottori indiani utilizzavano le essenze nella cura delle malattie psicologiche. La Medicina Ayurvedica è basata sullo studio di "ruote energetiche", distribuite lungo la colonna vertebrale, a cui corrispondono gli organi e la loro funzionalità, i CHAKRA.

Quando sono in equilibrio, queste ruote garantiscono la quantità necessaria di energia agli organi ad esse collegate. Gli organi, quando sono in equilibrio energetico, hanno più facilità di sviluppare meccanismi di autoguarigione peculiari alla funzione dell'organo stesso.

Questi processi sono molto più veloci se si attiva la via olfattiva; infatti i dottori indiani facevano annusare ripetutamente durante la giornata essenze diverse che velocizzavano il processo di riequilibrio energetico, favorendo di fatto i processi di autoguarigione attraverso l'equilibrio psico – fisico – emozionale.

Gli oli essenziali erano utilizzati 4500 anni orsono nell'antico Egitto, dove la Medicina e la Profumeria erano scienze protette da HORUS, dio del cielo, della luce, della bontà, figli di ISIDE, dea della Natura e di OSIRIDE, dio del mondo sotterraneo. I commercianti egizi avevano imparato e importato l'arte della distillazione da Cina, India e Persia. Gli oli essenziali, grazie alle loro proprietà antibatteriche e antibiotiche, venivano utilizzati nei processi di imbalsamazione. Si racconta che Cleopatra, esperta conoscitrice di essenze, avesse ammaliato Marcantonio proprio grazie al loro utilizzo durante i suoi riti di seduzione.

Di fatto la civiltà egizia viene considerata la Madre degli oli essenziali e in seguito ha influenzato anche la cultura greca, romana e di tutto il bacino del Mediterraneo.

Nel Medio Oriente la pratica di utilizzo degli oli essenziali risale a 4000 anni A.C., dove gli oli venivano utilizzati non solo come profumi ma come rimedi medicamentosi. Anche in Cina si sono ritrovate testimonianze circa l'uso degli oli essenziali sin dal 2800 A.C.

La cultura cinese è stata determinante nella divulgazione e conoscenza degli oli essenziali.

È stato ritrovato un trattato di farmacopea cinese scritto tra il 200 e il 300 A.C., che riporta una lista di un centinaio di essenze estratte da altrettante piante e ne illustra gli ambiti di applicazione e gli effetti sull'organismo.

La cultura e la conoscenza degli oli essenziali la ritroviamo anche oltreoceano, precisamente nelle Americhe circa 1000 anni A.C. Incas, Maya, Aztechi ed altre tribù, erano grandi conoscitori della natura e dei suoi intimi doni. I greci nel 300 A.C. e i romani nel 150 A.C., furono grandi utilizzatori di oli essenziali in profumeria e sotto diverse forme: balsami, bagni profumati, massaggi aromatici e oli puri.

Fu Alessandro Magno che, dopo la conquista dell'Egitto e la costruzione del porto di Alessandria inizia il vero commercio delle spezie e oli essenziali che arriveranno così nell'Impero Romano.

Quello fu il tempo di IPPOCRATE, primo fondatore della Medicina nel senso più elevato. Fu lui che iniziò a classificare le diverse tipologie di organismi umani, attribuendo loro delle caratteristiche.

Nacque così la Teoria dei **4 UMORI**, con essa il "prendersi cura" delle patologie secondo le caratteristiche di ogni tipologia. Le cure di Ippocrate comprendevano medicamenti, massaggi, bagni aromatici, dieta a base di frutta e verdura. Ritroviamo tanti riferimenti sugli oli essenziali anche nella Bibbia e nei racconti della vita di Gesù.

Dopo Cristo fu la volta di DIOSCORIDE, un dottore del tempo, che scrisse un'opera costituita da 5 volumi, nella quale recensiva 520 piante medicinali. Questa opera fu l'emblema degli oli essenziali sino al Rinascimento.

Dioscoride scrisse: *"Distillare è imitare il sole, che evapora le acque dalla terra e le rinvia in pioggia"* Durante il Medio Evo gli oli essenziali hanno la prima difficoltà, in quanto ritenuti sostanze malefiche utilizzate dalle streghe.

Nonostante tutto suscitano sempre grande interesse. Tuttavia è il periodo di AVICENNA, medico e filosofo, che unisce la filosofia di Ippocrate e Galeno e afferma di aver trovato un modo per distillare le essenze da fiori ed erbe.

Fu lui ad inventare la Serpentina, utile ancora oggi per la distillazione. Fu all'incirca nel 1500 che PARACELSO diede nuovi imput a questo mondo essenziale, grazie alla sua teoria della "Segnatura" delle piante, che attribuiva a quest'ultima le proprietà curative in base alla loro forma e colore. Lui distillò circa 150 oli essenziali.

Dopo la sua morte i suoi scritti furono considerati eretici. Ritroviamo notizie circa gli oli essenziali tra fine '800 e inizi del '900: fu il Dottor Koch che osservò l'effetto battericida dell'assenza di trementina estratta dall'abete.

Nel 1910 fu la volta di un farmacista britannico, Martindale, che dimostrò la potenza dell'olio essenziale di origano di Spagna (Codithymus capitatus) rispetto al fenolo, potente antibiotico e disinfettante. La moderna aromaterapia nasce con Gattefossè, il quale decide di studiare le proprietà terapeutiche degli oli essenziali in seguito ad un incidente accadutogli nel suo stesso laboratorio.

Gattefossè fu vittima di un'esplosione che gli provocò delle ustioni importanti alle mani. Dopo il fallimento dei medicamenti convenzionali, Gattefossè immerse le mani in un contenitore pieno di olio essenziale di lavanda: i rapidi risultati in termini di cicatrizzazione e l'azione lenitiva quasi immediata furono foriere dell'inizio di quella che oggi è l'aromaterapia moderna. Alcuni anni più tardi, grazie a Jean Valnet prima ed in seguito a Duraffourd e Lapraz, inizia l'era dell'aromaterapia scientifica e con Pierre Franchomme si giunge alla definizione di CHEMIOTIPO.

Contemporaneamente inizia l'era del farmaco di sintesi, qualcosa che abituerà l'uomo a combattere il sintomo, trascurando la causa del malessere. Il farmaco, seppur invenzione molto importante, toglie spazio all'utilizzo dei rimedi naturali.

Gli oli essenziali conosceranno ancora anni di buio fino a circa venti anni fa, quando la Scienza ricomincia ad occuparsene in modo importante.

"Là dove la natura finisce di produrre le sue specie, l'uomo comincia, utilizzando le specie della natura, e in armonia con la natura stessa, a creare un'infinità di specie."

Leonardo Da Vinci

CAPITOLO 4
LA CHIMICA DEGLI OLI ESSENZIALI

Chimicamente gli oli essenziali sono il risultato di centinaia di molecole (da 100 a più di 400), che in composizioni particolari con altrettante proporzioni originano un prodotto con caratteristiche tipiche.

Fermarsi solo alla "visione clinica" di un tale dono della natura è riduttivo e, secondo me, parlare semplicemente di olio essenziale anche.

Personalmente amo definire questi prodotti "AROMACOMPLESSI" sostanze finemente elaborate che rispettano in toto la personalità della pianta che le produce e la sua relazione con l'ambiente in cui vive. La definizione di AROMACOMPLESSO amplia ancor più la consapevolezza che ci troviamo di fronte alla parte più potente che la natura mette a disposizione per sé stessa.

AROMACOMPLESSO =

CHIMICA + PARTE SOTTILE ED ENERGETICA DELLA PIANTA.

Come già accennato, le piante sono dei veri e propri laboratori chimici ed osservare come producono gli oli essenziali è davvero affascinante, per alcuni versi ed ancora misterioso per altri.

Gli oli essenziali vengono prodotti da cellule specializzate chiamate cellule secretorie. Posizionate in diverse parti della pianta, riescono a produrre oli essenziali diversi, pur essendo parte della medesima pianta. Pensiamo all'albero dell'arancio, dal quale possiamo ottenere 3 oli diversi: dalla scorza del frutto, dalle foglie e rametti, dai fiori. Tre oli con caratteristiche chimiche diverse.

Una volta prodotte, queste sostanze vengono immagazzinate in strutture anatomiche diverse: peli secretori, formazioni epidermiche (tricomi ghiandolari), cavità di secrezione (tasche e canali). Due tra tutti sono i composti più importanti: Terpeni, detti anche Terpenoidi, sono la maggioranza delle molecole che troviamo negli oli essenziali e che danno vita ad una quantità notevole di altre molecole. Fenoli e Fenilpropanoidi.

I Terpeni sono prodotti da diverse specie di piante ed il loro nome deriva da TREMENTINA, un composto volatile delle resine.

Costituiscono il numero più grande che sino ad oggi conosciamo delle molecole degli oli essenziali. Tra questi sono stati individuati circa 40000 composti diversi. È affascinante osservare come la "semplicità" di una unità di questa molecola, denominata Isoprene, costituita unicamente da idrogeno e 5 atomi di carbonio, sia alla base dei tanti altri composti che vengono riconosciuti secondo le quantità isopreniche contengano. È importante ricordarsi che l'idrogeno è l'elemento di base, l'inizio, il mattoncino su cui si costruisce l'intero tessuto dell'universo, mentre il carbonio di tutti gli organismi viventi. Una unità terpenica è l'unione di 2 unità Isopreniche e costituisce l'unità di misura dei Terpeni. I Terpeni sono molecole lipidiche sintetizzate a partire dall'enzima Acetil COA, che attiva la via dell'acido mevalonico. È curioso ed illuminante osservare come questo connubio lo troviamo di fatto anche nell'organismo umano. Questa osservazione è per me molto importante quando devo spiegare il perché gli oli essenziali siano così "accolti ed utilizzati" dal nostro organismo, come già facenti già parte di esso, di alcuni dei suoi intimi processi metabolici.

I Terpenoidi, in realtà, non sono esclusivi del mondo vegetale: negli animali ed in particolare nell'uomo, ritroviamo che alcune molecole comuni, come il colesterolo e gli ormoni sessuali (testosterone ed estrogeni), siano generati da precursori appartenenti alla famiglia dei Terpenoidi, che sono simili ai loro equivalenti vegetali.

Ciò potrebbe condurci ad osservare come alcuni olio essenziali specifici hanno un effetto positivo sulla libido, nella menopausa e nei disturbi del ciclo mestruale. La conoscenza dell'unità terpenica ci conduce ad una classificazione di base di alcuni composti Terpenoidi e tra questi troviamo: Monoterpeni Sesquiterpeni Diterpeni Triterpeni Tetraterpeni e altri Negli oli essenziali troviamo moltissimi Mono e Sesqui – Terpeni e solo tracce degli altri, che non sono odorosi, ma contribuiscono ad esempio alla viscosità, il gusto, il peso dell'olio essenziale.

I Monoterpeni sono presenti praticamente in quasi tutti gli oli essenziali, tranne che nell'Ocimum basilicum, Betula Alba, Cinnamomun Cassia, Cinnamomun zeylanicum.

Essi sono caratterizzati da un'altissima volatilità. Sono liposolubili e si armonizzano anche bene con l'etanolo. Sono di grande supporto e bilanciamento per tutti gli altri composti aromatici, oltre ad avere il loro impatto importante sulla salute del nostro organismo. Sono essenzialmente tonici, hanno un'azione mucolitica, antinfiammatoria, antisettica, antalgica, antinfettiva. Essi sono capaci di rispettare al tempo stesso la flora batterica intestinale. Hanno anche azione antibatterica, antifungina, colagoga, coleretica ed epatotonica.

Sono inoltre importanti nel mantenimento di una buona struttura ossea: nell'organismo vi sono molecole chiamate Osteoclasti, una sorta di macrofagi presenti nelle ossa; il loro compito è scomporre l'osso, facendo sì che i minerali in esso contenuti vengano rilasciati.

Questo conduce ad un indebolimento osseo, con conseguente osteoporosi. Alcuni monoterpeni e loro metaboliti, nella fattispecie Alfa e Beta Pinene, inibiscono di fatto la formazione di osteoclasti.

Il Limonene è un monoterpene che sta attirando molto l'attenzione dei ricercatori per la sua capacità di incrementare i livelli di glutatione, potente antiossidante ed anche di enzimi epatici utilizzati nella neutralizzazione dei carcinogeni. Inoltre è fondamentale per la sintesi dell'alcol perillico; quest'ultimo altera la regolazione di alcuni geni, responsabili del blocco dei processi metabolici della cellule cancerogene. Studi scientifici sugli animali hanno dimostrato l'azione chemio- preventiva del limonene, oltre alla riduzione della crescita del tumore al seno, se tale sostanza è presente nell'alimentazione quotidiana.

Il Limonene, quindi, ha un'azione citostatica, ossia ferma la duplicazione delle cellule tumorali ed è importantissimo nel processo che, attraverso il blocco dell'acido mevalonico, riduce di fatto il colesterolo nell'organismo.

Tra gli oli ricchi di monoterpeni troviamo gli oli essenziali del genere Citrus, quelli del genere Boswellia, olio essenziale di Juniperus communis, quelli del genere Abies e quelli del genere Pinus, l'olio essenziale di Rosmarinus Officinalis, quello di Anetum graveolens, nonché l'olio essenziale di Cuminum cyminum. In latino "Sesqui" significa "uno e mezzo", quindi da tre unità isopreniche (per facilità un isoprene è formato da 1 monoterpene e mezzo) nascono i Sesquiterpeni.

Essi, avendo una dimensione maggiore dei monoterpeni non si dissolvono facilmente nell'etanolo, non sono solubili in acqua, ma si armonizzano benissimo con oli vegetali. In conseguenza del loro maggior ingombro sterico non sono volatili come i monoterpeni, sono più densi e si identificano come note medie e basse, informazioni utili quando si devono preparare delle miscele.

A contatto con l'aria, tendono a polimerizzare, formando una resina, che in alcuni oli essenziali come quello di Vetiveria zizanoides (Vetiver), Pogostemon cablin (Patchouli) e di migliora addirittura l'odore e rende più ricercati questi oli.

I Sesquiterpeni li troviamo in tanti oli essenziali, in percentuali assolutamente variabili che vanno dallo 0,1% al 95% e la loro presenza aumenta la persistenza delle molecole più piccole. Si conoscono circa 3000 Sesquiterpeni diversi tutti funzionali al nostro benessere psicofisico ed emozionale.

A livello fisico hanno azione antinfiammatoria, cicatrizzante, decongestionante, antisettica, antiossidante, espettorante, antibatterica, analgesica, gastroprotettiva, antipiretica, immunomodulante, ipotensiva. Una peculiarità dei Sesquiterpeni è quella di passare attraverso la barriera ematoencefalica e di interagire direttamente con i recettori dei neurotrasmettitori di dopamina e serotonina.

Questa caratteristica rende i Sesquiterpeni di particolare interesse, considerando il fallimento in ambito farmaceutico della ricerca di farmaci per la cura di alcune patologie a carico del cervello, proprio a causa della difficoltà di passaggio della suddetta barriera, posta a protezione del cervello dall'aggressione di sostanze estranee, di scarto, e/o patogene.

Il Beta – Cariofillene è un Sesquiterpene che sta destando curiosità grazie ad alcune sue caratteristiche importanti per il nostro organismo. Tanti sono gli studi scientifici che evidenziano i benefici su una molteplicità di problematiche, dal benessere della pelle a quelli sul nostro sistema endocannabinoide.

Di fatto il Betacariofillene è un cannabinoide dietetico, che si interfaccia con i recettori CB2 del nostro sistema e, differentemente dalle sostanze che si legano ai recettori CB1, non ha azione psicoattiva. Questa interazione tra i recettori CB2 e il Betacariofillene è oggetto di diversi studi che stanno evidenziando i vantaggi di questa associazione a vantaggio del sistema immunitario, antinfiammatorio, digestivo, cardiocircolatorio e cerebrale.

Motivo di tale peculiarità e che questi recettori non solo sono presenti nel cervello, ma anche nel tronco cerebrale e in diversi altri organi. I Fenoli sono considerati il "Kit di sopravvivenza" delle piante perché le aiutano ad affrontare le difficoltà ambientali derivanti da interazioni piante/piante (allelopatie) e piante/animale (virus e batteri) e per questo hanno un interesse farmacologico importante per l'uomo.

I Fenoli sono originari dalla via dell'Acido Shikimico, o Shikimato, che di fatto è la via biochimica che viene usata dalle piante per convertire i carboidrati nei 3 aminoacidi aromatici: Fenilalamina, Tirosina, e Triptofano. Essi sono i precursori di composti che costituiscono i balsami.

I balsami sono un insieme di Mono, Sesquiterpeni, Terpeni ad elevato peso molecolare e sostanze fenoliche. Sono viscosi e prodotti per essudorazione da ferite ed incisioni operate su piante di diversa natura.

Si ottengono anche dalla distillazione di alcune resine, tanto da esser noti come Oleoresine o Trementine. Gli organismi animali e umani non hanno tali vie metaboliche, quindi questi aminoacidi prendono il nome di "Essenziali" e dovranno esser assunti con il cibo.

I Fenilpropanoidi sono importanti fenoli che hanno un grande compito: "ripulire" i siti recettoriali cellulari al fine di preservare una condizione di buona salute. I Fenoli e i Fenilpropanoidi sono responsabili di numerose azioni terapeutiche; infatti sono eccellenti antibatterici, antivirali, antiparassitari, antimicotici, antinfiammatori, antinfettivi ed hanno azione rubefacente. Tra loro possiamo citare il Carvacolo che, presente in abbondanza negli oli di Origano, Timo (Thymus vulgaris) e Santoreggia (Satureja montana), è capace di inibire la crescita di diversi ceppi di Escherichiacoli, degenerare la membrana dello Pseudomonas e di molti altri batteri. Distrugge Staphilococcus Aureus e Salmonella Enterica. Permane nell'organismo per circa 24 ore e questo aiuta nell'utilizzo terapeutico più giusto in questi casi. L'Eugenolo è un altro composto fenolico di tutto rispetto; presente negli oli essenziali di Cannella, Chiodi di garofano e Basilico, ha una potente azione antiossidante, oltre ad avere una spiccata capacità apoptica verso le cellule cancerogene.

Ha potere anestetico ed antinfiammatorio. E mi sembra giusto nominare tra i Fenoli il Timolo, presente in abbondanza nel Timo e Santoreggia ed altri oli essenziali. Tra le varie qualità relative ai Fenoli, al Timolo possiamo aggiungerne un'altra, quella di esercitare azione GABAERGICA, con un meccanismo d'azione simile ad un anestetico. Nel 1930, Ridael e Walzer definirono "l'indice fenolo", così da classificare la potenza di ciò che in seguito presero in esame. Fu così provato il potere dell'olio essenziale di Origano (Corydothimus capitatus), giudicato 26 volte al Fenolo come antisettico.

Nel 1949, ad opera di Schroder e Messing nacque l'Aromatogramma, un vero e proprio esame di laboratorio, del tutto assimilabile al più conosciuto Antibiogramma. L'Aromatogramma consiste nel metodo di analisi in vitro dell'attività antimicrobica degli oli essenziali. Esso è del tutto sovrapponibile all'antibiogramma, esame attraverso cui viene valutato il potere antimicrobico di vari antibiotici nei confronti dei batteri patogeni che causano un'infezione. Nell'antibiogramma si mettono in un terreno di coltura, che permette lo sviluppo dei microrganismi che sono stati isolati da materiali patologici (urine, secrezioni, escreato ecc.), i microrganismi e gli antibiotici di cui si vuole valutare l'efficacia nei confronti dell'infezione.

Se il microrganismo è sensibile a un determinato antibiotico, avverrà un'inibizione della crescita coltura microbica: se il microrganismo invece risulta resistente all'antibiotico, quest'ultimo non ne impedirà lo sviluppo sul terreno di coltura.

Nell'Aromatogramma gli antibiotici sono sostituiti con gli oli essenziali, così è possibile valutare la loro azione antimicrobica sui casi specifici.

Con l'Aromatogramma è possibile anche avere l'informazione della minima quantità di olio essenziale necessaria per inibire la crescita del ceppo batterico in esame.

Questo valore viene chiamato MIC, Minima Concentrazione Inibente.

Sarebbe però necessario, vista la grande variabilità chimica degli oli essenziali (chemiotipi) anche all'interno della stessa specie della pianta, che l'olio essenziale testato nell'aromatogramma fosse dello stesso lotto di quello da utilizzare poi su soggetto per la terapia. Nel 1977 fu definito "indice di origano" e "indice aromatico", qualificando il potere battericida di ciascun olio essenziale in rapporto a quello dell'olio essenziale di Origano di Spagna (Corydothymus capitatus).

CAPITOLO 5
OLI ESSENZIALI E TECNICHE DI ESTRAZIONE

Ho appena terminato di parlare di un olio essenziale in termini microbiologici eppure dare la giusta definizione di cosa sia un olio essenziale non è del tutto scontato. Nelle varie descrizioni vi sono celate una serie di "operazioni" che possono esser compiute con un olio essenziale e che, come vedremo, modificano pienamente il concetto di "olio essenziale vero", di "AROMA-COMPLESSO".

Consideriamo il fatto che al momento non esistono delle condizioni regolatorie univoche per quanto riguarda gli oli essenziali: alcune definizioni sono chimiche, alcune botaniche, alcune descrittive del processo industriale.

La definizione adottata dall'Organizzazione Internazionale "ISO", nonché dall'Ente francese per la normazione "ANFOR" relativi agli oli essenziali recita così:

"prodotto ottenuto a partire da una materia prima vegetale, sia per distillazione con vapore, sia con dei processi meccanici, a partire dalla pressione dell'epicarpo dei Citrus, sia per distillazione a secco.

L'olio essenziale è poi separato dalla fase acquosa per mezzo di processi fisici". In questa definizione è inclusa come accettabile anche la distillazione a secco, o distruttiva. In realtà quest'ultimo tipo di procedura fa sì che si ottengano oli essenziali che presentano impurità, quindi non in armonia con la sapienza della natura e di ciò che davvero sono gli oli essenziali: un concentrato di molecole chimiche, luce e sole. Vediamo con quali tecniche si ottengono gli oli essenziali, partendo dalla loro materia prima vegetale. Attraverso distillazione in corrente di vapore.

Questa metodologia è vantaggiosa in quanto l'unica sostanza differente che entra in contatto con le essenze e la pianta è l'acqua.

È da privilegiare la distillazione "lenta", fatta con meno calore e tanta pazienza, ma che permette l'estrazione delicata di molecole più grosse e di ottenere un'essenza più variegata e ricca.

Al contrario alcuni moderni distillatori utilizzano temperature più alte: ciò permette di ridurre i costi di produzione, ma comporta una perdita di alcune sostanze, nonché la perdita di validità terapeutica.

Grazie a questa pratica, è possibile distillare materiale fresco o secco, anche se, essendo materiale deteriorabile, diventa importante al fine di ottenere un prodotto di qualità, lavorare piante fresche sul luogo di raccolta e nel rispetto del tempo balsamico, della giusta maturazione e del momento in cui la pianta produce più olio essenziale, con il suo odore tipico più intenso. Mediante la pressione a freddo. Questo è il metodo più adatto per estrarre olio essenziale dalle bucce degli agrumi.

Attraverso azioni meccaniche, vengono estratti oli essenziali che mantengono le proprietà ricercate. Sono stata a visitare una distilleria in Calabria; in quel periodo lavoravano il mandarino ancora acerbo (conosciuto come mandarino verde) ed è ancora vivo in me il profumo inebriante che si respirava in tutti i locali della distilleria. Conservo un campione del manufatto ed ogni volta che svito il tappo, rivivo quella giornata, con tutte le emozioni provate. Mediante Enfleurage.

Un processo di estrazione per assorbimento a freddo, utile per materiale vegetale molto delicato come i petali dei fiori. Consiste nel mettere i fiori subito dopo la raccolta su uno strato di materia grassa purificata e stesa su apposite lastre. I fiori vengono sostituiti ogni 24/72 ore, dopo che hanno rilasciato tutta la loro essenza. La "Pommade" che se ne ricava viene poi trattata con etanolo o solvente, che l'evaporazione elimina e lascia la "Concreta".

Da quest'ultima si ricava "l'Assoluta". I costi di manodopera di questa tecnica sono decisamente alti in termini economici e di tempo, per cui sempre più spesso ormai si utilizza una estrazione diretta che, attraverso l'uso di alcuni solventi, fa sì che si ricavi la "Concreta" direttamente dai fiori, per poi ottenere "l'Assoluta". In ogni caso l'Assoluta ha un costo molto alto. Ciò che più importa è che il prodotto finale sia dato da una singola distillazione, senza nessun tipo d'inquinamento da parte dell'uomo.

Tuttavia, se questo criterio è assolutamente necessario ai fini terapeutici, purtroppo non lo è nella produzione di oli essenziali per l'industria di profumi e degli aromi. In questi ultimi segmenti del mercato, il prezzo diventa il volano indispensabile alla commercializzazione e questo apre a diverse forme possibili di adulterazione.

È opportuno sapere che se si effettua una semplice diluizione di olio essenziale con olio vegetale fisso, si può apporre sull'etichetta la dicitura "100% naturale". Stessa cosa accade per chi "taglia" le essenze: si può ottenere un olio essenziale di Melissa Officinalis 100% naturale utilizzando una piccola parte di estratto di Melissa ed il resto di Limone (Citrus Limonum).

Oppure all'olio essenziale di Cannella corteccia (Cinnamomum zeylanicum cortex) viene addizionato l'olio essenziale di Cannella foglia (Cinnamomum zeylanicum folia), decisamente più economico, ma da un profilo chimico diverso.

L'olio essenziale di Rosa è un olio essenziale molto pregiato: sono necessarie quattro tonnellate di petali di Rosa per ottenere un solo litro di olio essenziale.

Questo ci dà l'idea del perché questo olio essenziale sia il più adulterato in assoluto. Lo possiamo trovare completamente sintetizzato in laboratorio, oppure ricostruito, o se siamo fortunati tagliato con altri oli o con alcol feniletilico, che si trova naturalmente nell'essenza di Rosa.

Di certo il profumo sarà ottimo e di certo il naso non riconoscerà le molecole naturali da quelle non naturali, ma il cervello sì, perché ad ogni molecola corrisponde una precisa reazione.

Valnet affermava che l'essenza naturale non adulterata è più attiva del suo elemento costitutivo principale. Già nei primi del '900 fu dimostrato che l'AROMACOMPLESSO dell'Eucalipto aveva azione antisettica, decisamente superiore rispetto al suo componente principale Eucaliptolo. La completezza naturale degli Aromacomplessi, li rende quasi privi da controindicazioni, in quanto, insieme a sostanze "potenzialmente tossiche" troviamo una quantità di sostanze "tampone" che danno equilibrio alla formula chimica dell'olio essenziale, anche se a volte sono presenti solo in microtracce.

La realtà è che i consumatori acquistano "odori" e non composti chimici, al contrario dell'aromaterapeuta, il quale non si limita ad acquistare un odore, viceversa desidera acquistare un prodotto con determinate caratteristiche chimico-fisiche, peraltro mai fisse. Infatti un olio essenziale VERO, INTEGRALE, UN AROMACOMPLESSO, non sarà mai uguale da un raccolto ad un altro.

Questa importante variabile, se è la certezza di bontà di un olio essenziale, ricercata da un terapeuta, diviene un grosso handicap per aziende che forniscono materie prime per profumi o alimenti. La maggior parte delle aziende che vendono oli essenziali non li producono, per cui acquistano da importatori che non sempre sono fonti affidabili al fine di ottenere oli essenziali esenti da adulterazioni.

La buona notizia è che esistono dei test che ci fanno comprendere la qualità dell'olio essenziale che acquistiamo ed utilizziamo.

I primi test dovrebbero essere realizzati nei pressi dei siti di raccolta e distillazione. Ricordo esattamente ciò che avvenne nella distilleria calabrese che visitai: vidi il tecnico annusare l'olio e compresi il valore della cosiddetta "valutazione sensoriale". Lui mi disse che il suo olfatto è quello di chi lavora da sempre in una distilleria.

Egli era in grado di individuare il giusto aroma, con il suo tatto la giusta consistenza e con la sua vista il giusto colore. Inoltre esser figlio e nipote di distillatori, costituisce valore aggiunto circa l'esperienza sugli oli essenziali.

Egli era laureato in Chimica e Tecnologie Farmaceutiche e possedeva una serie di apparecchi per analisi chimiche specifiche. Infatti, successivamente all'analisi sensoriale, passò ad analizzare quell'olio essenziale attraverso ulteriori test denominati GASCROMATOGRAFIA e SPETTROMETRIA DI MASSA (GS – MS). La

GASCROMATOGRAFIA è una tecnica che separa i diversi costituenti dell'olio essenziale in base alla loro volatilità e polarità.

Una GS avanzata è quella che, oltre a fare ciò di cui sopra, prende in considerazione anche la chiralità dei componenti: gli oli essenziali naturali contengono una chiralità omogenea, a differenza degli oli sintetici che ne presentano una miscela diversa.

La chiralità è connessa alla forma di un isomero in seno alla disposizione degli atomi. Quando questi sono disposti in modo diverso, la capacità ottica dell'isomero rifrange la luce in modo diverso.

Lo studio della chiralità è stato in auge prima della nascita della GASCROMATOGRAFIA e permetteva di comprendere in modo semplice la purezza di un olio essenziale. Un esempio del significato di Chiralità l'abbiamo osservando le nostre mani che, se a prima vista possono sembrarci uguali, di fatto sono speculari, quindi non sovrapponibili.

Ciò ci fa comprendere come una molecola apparentemente identica ad una naturale, di fatto può produrre effetti diversi sul nostro organismo. Generalmente gli organismi viventi producono ed utilizzano preferibilmente molecole che "ruotano" in un determinato verso e questa si rivela azione importante nei processi metabolici. In un olio essenziale si possono trovare molecole chirali diverse, secondo il momento di maturazione della pianta da cui provengono.

Le Aziende Farmaceutiche, ogni volta che studiano nuovi farmaci, devono tenere conto della chiralità delle molecole e fare in modo che siano quanto più possibile omogenee. Le formule contenenti molecole con diverse chiralità vengono definite "Racemiche" e che sono decisamente meno efficaci di quelle precedenti. La SPETTROMETRIA DI MASSA misura il peso molecolare di un composto.

I composti, durante l'estrazione, possono guadagnare o perdere cariche elettriche e questo metodo permette di separare questi composti in base al rapporto peso/carica elettrica. Questa modalità così completa di tre tipi diversi di esami chimico – fisici, permette quindi di individuare le molecole esistenti in un composto, il loro peso molecolare, la loro chiralità e l'eventuale presenza e conoscenza degli adulteranti presenti.

Altro importante step nella valutazione della purezza di un olio essenziale, è la SPETTROSCOPIA a raggi infrarossi in trasformata di Fourier. Si tratta un rafforzativo della tecnica precedente, che di fatto identifica una vera e propria "impronta digitale" delle specifiche sostanze. Attraverso l'irradiazione con raggi infrarossi, si rileva quanti di questi vengono assorbiti dalle molecole presenti nell'olio essenziale.

Ogni molecola presenta un grado di assorbimento specifico e ciò offre la prova precisa delle sostanze contenenti in quell'olio essenziale. Questi esami di laboratorio sarebbe bene che venissero effettuati da laboratori esterni, assolutamente lontani da interessi economici di qualsivoglia forma. Ne esiste uno in particolare a livello mondiale che ha colpito la mia curiosità, in virtù della sua "mission".

Si chiama "APRC", AROMATIC PLANTS RESEARCH CENTRE ed esegue analisi per l'ambito medico, scientifico e produttivo. L'obiettivo del centro è ricercare attraverso analisi severe gli oli essenziali davvero puri o organoletticamente unici.

Sulla scorta di queste analisi sui vari oli essenziali, si è potuto creare un preciso standard di qualità.

Questo standard serve a sua volta a formulare una sorta di "range", che deve tener conto delle possibili varianti. Infatti se, dal punto di vista chimico, possiamo affermare che un olio essenziale è di fatto una miscela di tanti componenti diversi, dal punto di vista proprio della stessa composizione dobbiamo tener conto di tanti fattori che concorrono alla proporzione dei componenti che determinano la formulazione tipica di quell'olio essenziale.

Partiamo con il tener presente che gli oli essenziali si formano nella pianta grazie all'azione combinata di luce e calore del sole; infatti troviamo la gran parte delle piante aromatiche in zone con clima temperato dove i fattori luce e sole sono ben presenti, al contrario delle spezie che preferiscono un clima equatoriale, dove gli stessi fattori sono molto più intensi.

Troviamo anche piante che crescono in montagna da cui si ricavano oli essenziali molto più pregiati grazie al fatto che vivono in una condizione che permette una migliore e proficua sintesi clorofilliana.

Queste notizie ci fanno comprendere quanto le piante siano direttamente influenzate dall'ambiente in cui vivono. Potremo avere due piante della stessa specie botanica, che vivono ambienti diversi, noteremo che ci daranno oli essenziali assolutamente diversi.

Infatti ci sono tanti altri fattori che condizionano la composizione di un olio essenziale: il clima, la qualità del terreno, la spontaneità o meno della pianta, la zona geografica, lo stadio di crescita e il tempo balsamico della pianta.

Questi motivi danno l'idea esatta dell'unicità di un olio essenziale raccolto in periodi diversi anche se dalla medesima pianta.

"...la foglia verde come l'organo primordiale di collegamento fra la terra e le forze cosmiche: è sufficiente prendere coscienza di questo per capire il potenziale energetico insito in ogni pianta."

Goethe

CAPITOLO 6
L'AROMA-CURA

Con il termine AROMATERAPIA s'intende letteralmente "TERAPIA COM GLI AROMI". Oggi, dopo migliaia di anni di utilizzo ed innumerevoli studi scientifici all'attivo, possiamo affermare che gli oli essenziali sono molto, ma molto di più di semplici odori utili al nostro benessere. Sono il "rimedio" più completo che ad oggi conosciamo, che può interagire a vari livelli della nostra esistenza.

Agiscono in modo significativo sul piano fisico ed hanno effetti importanti sulla sfera psico – emotiva e spirituale di un individuo. Proviamo insieme a fare un "viaggio aromatico", partendo da alcune considerazioni "universali". "La luce cura ed è la componente primaria della vita, in quanto veicolo d'informazione per il nostro DNA, catalizzatore delle reazioni chimico – fisiche del

61

nostro corpo e di tutto il mondo vegetale". Pensiamo al lavoro che le piante fanno continuamente: portano luce nella materia, trasformano la luce in sostanze utili alla vita dell'intera terra.

Gli oli essenziali potremmo quindi definirli il frutto che "Madre Terra" ottiene grazie alla conversione e alla sintesi della luce.

Proprio per questo, immaginarli come "Piccoli Soli" è davvero affascinante se si pensa alla loro forza, alla loro energia. Estrarre un olio essenziale significa prendere "lo spirito della pianta", la sua "forza vitale", la sua "personalità". Per questo dev'essere puro e non può esser manipolato; qualsiasi azione esterna può modificarlo e fargli perdere buona parte del suo potere. Essendo così "aderenti" a "Madre Terra", sono portatori di luce, messaggeri di energia ed hanno il grande potere dell'equilibrio.

Gli oli essenziali tendono a lavorare in modo armonico con l'organismo proprio perché "ORGANICI": il loro compito principale è quello di ripristinare l'equilibrio, quello di cui "Madre Terra" è capace.

Sono capaci di adeguarsi alle necessità dei diversi organismi. La loro "Forza Vitale" è la stessa che permea ogni cosa in natura ed anche nel nostro organismo. Sarà grazie alla "Forza Vitale" che potranno generarsi processi di guarigione. Il compito di un olio essenziale sarà quello di attivare detti processi, di "dare una mano" alla forza vitale già presente in ogni organismo. Se siamo attenti nell'osservare, potremmo scorgere cose che sono sotto i nostri occhi e che a volte non mettiamo in correlazione.

"I profumi sono un incantesimo che ci accompagna per tutta la nostra esistenza, dal concepimento e fino all'ultimo giorno di vita. Il nostro ingresso nella vita è già connotato da un profumo: l'ovulo umano odora di mughetto. Gli spermatozoi possono sentire e seguire il profumo emanato dall'ovulo per poi fecondarlo. L'olfatto è il primo dei sensi che si sviluppa nel grembo materno."

KURT LUDWING

Già dalle prime settimane di gestazione, possiamo osservare il processo di crescita dell'olfatto: dalla nona settimana si sviluppano i recettori dell'olfatto ed i bulbi olfattivi sono pronti alla tredicesima settimana.

Durante la gravidanza, il bambino entra in contatto con le secrezioni della mamma, che giungono al liquido amniotico. Ciò gli consentirà di riconoscerla dopo la nascita. Ognuno di noi è condizionato sin dall'infanzia ad avvertire determinati odori, a cui collega delle emozioni. L'utilizzo olfattivo di determinate molecole rende possibile l'azione sullo stato d'animo di una persona. Il nostro organismo è molto più "aderente" agli "odori" di quanto possiamo immaginare: "odori organici" come quello dell'alito, del sudore, delle urine, delle feci, forniscono da sempre indizi importanti nella valutazione di una patologia.

L'odore dell'acetone lo ritroviamo nell'alito e nelle urine di un diabetico.

Secondo la visione Steineriana, l'uomo è una pianta rovesciata ed è sottoposto alle stesse forze naturali cui è sottoposta la pianta per il suo sviluppo.

"Nell'essere umano la testa, centro del sistema neurosensoriale, è la parte più materializzata, proprio come avviene per il sistema radicale nelle piante. La scatola cranica, molto rigida, è infatti la prima a formarsi nel ventre materno, proprio come una radice dalla quale successivamente si sviluppano altre parti, in un processo di smaterializzazione che va in direzione della terra e che raggiunge il suo massimo in sede addominale e nelle membra, dove avvengono i processi dissociativi e metabolici, di scomposizione della materia, della sostanza."

Dr. Maurizio Maresca

Guardiamo la pianta: essa inizia con un seme, la parte dura e rigida. Nel ventre di "Madre Terra", si apre ed inizia a creare radici che, in seguito all'assunzione dei principi nutritivi (acqua e sali minerali), daranno forza agli "organi che si creeranno". La pianta sviluppa il sistema linfatico come canale in cui far "Scorrere la vita" e attraverso la sintesi clorofilliana, riesce ad attivare i suoi processi di crescita. Questo percorso possiamo immaginarlo come il sistema cardiocircolatorio dell'uomo.

E che dire dei fiori? Rappresentano il grado evolutivo più alto, spirito e anima di una pianta che, attraverso i suoi "profumi" comunica con l'intero universo, animali e uomini compresi.

Gli animali, attratti da questa essenza, diventano parte fondamentale del processo d'impollinazione, fecondazione e rinascita di quelle piante.

Sono sincera, tutto ciò mi emoziona oltre misura: colloca l'essere umano come "facente parte della Natura, fatto della stessa materia".

Nel 1954 R.H. WRIGHT, uno studioso americano, pubblicò un articolo nel quale sosteneva che la percezione degli odori è in rapporto alla vibrazione delle molecole, alla loro frequenza. Tutto ciò che avviene nell'universo è dettato da leggi ed informazioni ben precise che sono di tipo elettrico ed elettromagnetico. Stessa cosa avviene nel nostro organismo: il cuore che batte, il sangue che scorre, i muscoli che si muovono, il sistema nervoso, tutto risponde a degli impulsi elettrici, tutto ha la sua specifica frequenza.

Ogni cellula vibra in modo già prestabilito e quando nasce sa già qual è il suo ritmo di movimento, che sarà diverso se essa fa parte del tessuto cerebrale o cardiaco. È il suo codice genetico che fornisce tali imput, gli stessi che donerà alla cellula futura.

Questo "movimento cellulare" è una vera e propria danza, in armonia con il suo stato di salute ed i ritmi della natura.

Quando per diversi motivi questa armonia s'interrompe, la funzione cellulare viene compromessa e le conseguenze sfoceranno in un malanno. I nostri organi, quando in buona salute, hanno una loro specifica frequenza che va da 62 a 78 MHz; gli stessi strumenti che son serviti a registrare queste frequenze sono stati utilizzati per registrare anche quelli relativi a malanni e patologie.

Il risultato è stato che questi ultimi hanno frequenze molto più basse.

Nel Budwig Center, centro di Medicina Naturale fondato dalla Dottoressa Budwig, candidata per 7 volte al Nobel, viene proposta una terapia naturale per il cancro e le malattie autoimmuni.

Esso consta di un regime alimentare molto particolare a cui viene affiancato l'utilizzo degli oli essenziali.

Il motivo di questa scelta terapeutica che negli anni si è dimostrata vincente, risiede nella frequenza degli oli essenziali. Essi hanno il merito di possedere una frequenza molto alta, la più alta che l'uomo conosca, che li rende capaci di creare ambienti in cui virus, batteri e funghi non possono svilupparsi. Inoltre le vibrazioni degli oli essenziali riuscirebbero a contrastare la proliferazione delle cellule cancerogene.

Senza voler necessariamente parlare o immaginarsi di esser "preda di qualche patologia", osservare la nostra quotidianità ci può far comprendere quanto il nostro organismo sia costantemente in balia di fattori che tendono ad abbassare la nostra frequenza energetica: onde elettromagnetiche, anche provenienti da elettrodomestici, impianti elettrici, persone che frequentiamo, pensieri negativi, emozioni poco edificanti, preoccupazioni, cibi industriali, aria che respiriamo, musica che ascoltiamo e tanto altro ancora, modificano le nostre frequenze di vibrazione.

Più alta sarà la frequenza a cui vibriamo, più saremo consapevoli ed il nostro organismo svilupperà la sua naturale capacità di guarigione.

Ogni qualvolta la nostra vibrazione si eleva, le nostre capacità fisiche, psichiche e animiche aumentano. La grande duttilità di uso degli oli essenziali ha dato modo a diversi studiosi di occuparsene e a terapeuti di diverse discipline di utilizzarli. È nata così l'Aromaterapia Scientifica che si occupa del piano fisico e biochimico del corpo; la Psicoaromaterapia, che si occupa del piano psichico, mentale ed emozionale; l'Aromaterapia Sottile, che si occupa del piano animico, dello stato vibrazionale ed energetico, ossia Energia Sottile.

Tutto ciò è possibile perché gli oli essenziali hanno dimostrato di potersi occupare del nostro stato di benessere fisico, mentale, emotivo e spirituale, migliorando di molto la qualità di vita.

L'interesse verso gli oli essenziali, risiede nel fatto che molti studi scientifici hanno certificato le proprietà terapeutiche e i loro diversi meccanismi d'azione. L'Aromaterapia scientifica, grazie allo studio delle molecole chimiche e del loro chemiotipo ama utilizzare gli oli essenziali in una visione di Medicina Integrata.

Gli oli essenziali, infatti, possono esser utilizzati in aggiunta alle terapie con farmaci e, in alcuni casi, migliorarne e velocizzarne il risultato. Il campo d'azione prevalente dell'Aromaterapia Scientifica riguarda la potenza antivirale e antibatterica degli oli essenziali. L'azione Batteriostatica è determinata dalla capacità dell'olio essenziale di inibire la replicazione del nucleo cellulare del batterio.

L'azione Battericida avviene attraverso il superamento del doppio strato fosfolipico delle membrane del batterio: gli oli essenziali penetrano nel citoplasma e ne compromettono le funzioni vitali.

Il Dr. Pènoèl, medico e ricercatore francese, afferma che gli oli essenziali sono decisamente capaci di mantenere il proprio potere nei confronti di virus e batteri in quanto, diversamente dagli antibiotici, sono composti da centinaia di molecole, a cui i batteri non sono capaci di creare resistenze e/o assuefazione. Inoltre gli oli essenziali, bloccando la proliferazione dei germi nocivi, hanno un'influenza positiva sulla risposta immunitaria, impedendo di fatto che la malattia possa recidivare. E ancora, un olio essenziale è in grado di "distruggere"

una quantità variegata di batteri rispetto ad un antibiotico classico, che agisce solo su alcuni ceppi. Infine, secondo Valnet, gli oli essenziali non "disturbano" la flora
batterica intestinale: l'aggressività degli O.E. verso i batteri, non pregiudica la loro innocuità verso tessuti e cellule del nostro organismo, che ne risulteranno rafforzati,
in quanto le molecole degli oli essenziali, modificando il
"Terreno", rendono il nostro sistema immunitario più
efficace.

Queste caratteristiche giocano a sfavore degli antibiotici che, come sappiamo, stanno perdendo parte della
loro efficacia a causa dell'insorgere dell'antibiotico-
resistenza. Pur riconoscendo il mio esser ripetitiva, non
posso fare a meno di ricordare che i risultati sopra citati
si raggiungono a condizione di utilizzare oli essenziali
puri, quelli denominati AROMACOMPLESSI, perché,
se è vero che la riproduzione di una molecola in laboratorio può esser corrispondente e sovrapponibile alla molecola naturale, la presenza di intermediari di sintesi, o la
mancanza di altre molecole stabilizzanti presenti naturalmente in un olio, possono ridurne l'efficacia, o maga-
ri aumentare la tossicità.

Altra importante caratteristica che rende ancor più
unici gli oli essenziali, è la loro Emivita. L'Emivita è un

parametro che riguarda i farmaci e la loro somministrazione e posologia.

Una volta identificato il tempo nel quale un farmaco perde almeno il 50% della sua potenza, allora si decide posologia e somministrazione, tenendo conto anche dello "steady state" che si raggiunge nell'organismo dopo 3-4 somministrazioni di quel farmaco. Lo "steady state" (stato stazionario) è dato dalla saturazione delle proteine delegate al trasporto delle molecole. Gli oli essenziali hanno un comportamento multifasico, quindi non vanno incontro alla saturazione proteica.

Il Dr. Falk nel 1990 dimostrò come l'Alfa-Pinene ha un comportamento trifasico, ossia con tre fasi di emivita: di 4,8 minuti di 38 minuti 695 minuti Gli impieghi degli oli essenziali sono davvero tantissimi.

Una delle loro caratteristiche è quella di comportarsi come "MODULATORI DI TERRENO", ossia sono in grado di orientare la polarità energetica dell'organismo e del suo sistema P.N.E.I.E., Psico – Neuro – Endocrino – Immuno – Emozionale.

Vado a spiegarne il significato. Gli oli essenziali sono uno dei più potenti strumenti con i quali è possibile raggiungere il riequilibrio organico, la regolazione omeostatica, la reattività metabolica del Terreno.

"Mio caro Bernard, penso che abbiate ragione, il Terreno è
ben più importante del microbo. Il Terreno è tutto, il microbo è
nulla..."

(lettera di Louis Pasteur a C. Bernard)

Il Terreno di un organismo è determinato da una
costituzione genetica di base che, se associata a influen-
ze ambientali, psichiche e alimentari, rende l'individuo
unico ed irripetibile.

I miei studi relativi al BIOCOSTITUZIONALI-
SMO, altrimenti detto Studio delle Biotipologie in
chiave moderna, formalmente ne mostrano il concetto
di individualità.

Utilizzare gli oli essenziali relazionandoli a queste
conoscenze, produce effetti ancor più immediati e tan-
gibili.

"Gli uomini potevano chiudere gli occhi davanti alla grandezza, davanti all'orrore, davanti alla bellezza e turarsi le orecchie davanti a melodie e parole seducenti. Ma non potevano sottrarsi al profumo. Perché il profumo era fratello del respiro. Con esso penetrava gli uomini, a esso non potevano resistere, se volevano vivere. E il profumo scendeva in loro, direttamente al cuore… Colui che dominava gli odori, dominava il cuore degli uomini."

Suskind

CAPITOLO 7
IL RUOLO DEGLI
OLI ESSENZIALI
NELLA NOSTRA VITA

L'Aromaterapia moderna si è molto focalizzata nello studio delle molecole chimiche e nelle reazioni biochimiche che queste producono nel nostro organismo. Grazie a questi studi, oggi godiamo della certezza scientifica di quanto gli oli essenziali siano potenti strumenti nei confronti di virus, batteri, funghi ed altre sostanze "infestanti" il nostro organismo e di quanto siano delicati con mucose e tessuti.

Oltre le note situazioni anzidette, è utile far luce sui benefici che gli oli essenziali possono apportare su una quantità di disturbi che l'uomo "moderno" denuncia e che sono il risultato di stili di vita poco "aderenti" al concetto di "naturale ". Fare uso di cibi industriali, bere alcolici, fumare, esser stressati, dormire poco e male, fare poca attività fisica, sono "ABITUDINI" che conducono il nostro corpo verso una strada densa di "sintomi da curare".

Esempi di disturbi: iperglicemia, ipertensione arteriosa, ipercolesterolemia,, reflusso gastro-esofageo, alternanza dell'alvo, dolori del capo a ripetizione, candida intestinale, tanto per citarne alcuni.

Alcuni di questi sono comunque a carico di organi che, colpiti da un evento chimico, fisico, batterico, psichico o energetico, rispondono con una flogosi, un processo infiammatorio.

L'infiammazione diventa di fatto una risposta specifica che cerca di distruggere l'elemento lesivo e, contemporaneamente, attiva meccanismi per riparare e/o sostituire i tessuti danneggiati. L'infiammazione può essere acuta o cronica, ma anche cronica riacutizzata, come in alcune malattie degenerative, specie quelle neurologiche. A questo punto, mi sembra doveroso ricordare le proprietà antiossidanti ed antinfiammatorie degli oli essenziali e quanto possa risultare importante adoperarli nel nostro quotidiano.

Oli essenziali come Copaiba, Incenso, Agrumi, troveranno così una loro connotazione di aiuto sistemico se decideremo di utilizzarli per via orale. È giusto sapere che gli oli essenziali, assunti per ingestione, avranno azione più lenta saranno metabolizzati più lentamente e permarranno più a lungo nell'organismo. Quando ingeriti, infatti, dovranno attraversare lo stomaco prima di arrivare all'intestino tenue, dove verranno assorbiti (non prima di esser stati metabolizzati dal fegato). Sarà bene, quindi, "legare gli oli essenziali" ad una sostanza grassa che passerà con più facilità la parte di prima digestione dello stomaco. Osservando gli oli essenziali, la loro attività, le caratteristiche energetiche, la loro struttura lipidica, possiamo renderci conto di quanto siano affini alla pelle e quanto questo può produrre benefici ad organi e sistemi. La pelle è una struttura complessa e lo diventa ancor più se la osserviamo dal punto di vista della sua origine embriologica e della sua funzione energetica. Pelle e sistema nervoso, si originano dal foglietto embrionale Ectodermico, per cui diventa normale pensare che la pelle rappresenti un'estensione del sistema nervoso. Tutto ciò è dimostrato dalle reazioni della pelle alle emozioni. Un esempio pratico: "sudare freddo", "arrossire", "avere la pelle d'oca". Sulla pelle potremo applicare oli puri o diluiti, facendo attenzione ad oli che hanno azione "riscaldante" e che sarebbe bene utilizzare insieme ad olio vettore: Origano, Timo, Chiodo di garofano, Cassia, Cannella, possono diventare straordinari compagni, se li utilizzeremo in una proporzione di 1 a 6: 1 goccia di olio essenziale, 6 di olio vegetale come olio di cocco frazionato, mandorle dolci, jojoba, sesamo. Se pensiamo che una sola goccia di olio essenziale contiene mediamente 40 quintilioni di molecole, immaginiamoci il beneficio.

Considerando l'enorme capacità di esser pronti e attivi, si può imparare ad utilizzare gli oli essenziali in maniera diversa dalla classica "quantità ponderale".

Pochissime gocce di olio essenziale applicate sulla pelle, possono produrre gli effetti desiderati nell'organismo, perché creano un effetto denominato "elettivo", di pertinenza delle terapie naturali. Quando si applica un olio essenziale su una parte del corpo, esso viene assimilato dall'organo che in quel momento è ipofunzionante, in base ad un principio elettromagnetico, ad esempio come una calamita.

Gli oli essenziali hanno molecole di dimensioni diverse e per questo il loro assorbimento cutaneo risulterà diverso. Secondo il Dr. Rovesti, gli oli essenziali hanno una velocità di percutaneità che varia da venti a ottanta minuti e che gli oli essenziali di agrumi vengono assorbiti in circa trenta minuti. Tale tempistica si modifica in base alla situazione della pelle: infatti infiammazioni, rossori ed edemi velocizzeranno l'assorbimento degli oli essenziali. Per cui, se desideriamo ottenere benefici più immediati, è consigliabile praticare un massaggio preventivo, o strofinare la zona al fine di "riscaldarla".

Attraverso queste azioni verrà migliorata la circolazione sanguigna, per cui gli oli essenziali entreranno più velocemente in circolo.

È opportuno fornire informazioni riguardanti le caratteristiche della pelle sulla quale andremo ad applicare gli oli essenziali. Su di una pelle sottile, come ad esempio interno dei polsi e dietro le orecchie, vi sarà una penetrazione più veloce degli oli essenziali. Su altre parti del corpo è possibile che sarà necessario un tempo maggiore affinché gli oli essenziali vengano assorbiti; la pelle screpolata rallenta il processo di assorbimento.

Ancora, un utilizzo continuativo, rende la pelle più permeabile, più "pronta ad accogliere le essenze". Sarà importante anche la scelta dell'olio vettore, che dovrà essere un grasso insaturo se desideriamo che l'assorbimento dell'olio essenziale sia più veloce. Se vogliamo dare un'immagine di tutto ciò, potrei dire che la "la pelle ha naso": essa è influenzata dalle essenze che utilizziamo, grazie a ben cinque diversi tipi di recettori olfattivi. Tutto ciò avvalora l'idea che siamo "Un'unità Armonica Meravigliosa".

La volatilità e l'odorosità degli oli essenziali sono peculiarità incredibili permettono a questi "doni della natura" di miscelarsi con l'aria, di conseguenza esser percepiti dal nostro sistema olfattivo che li " trasforma" in messaggi per tutte le funzioni del nostro corpo. Grazie all'utilizzo di moderni diffusori, gli oli essenziali si dividono in milioni di piccole particelle che non risentono della forza di gravità e si mescolano all'aria che respiriamo. La loro struttura lipofila consente loro di penetrare nell'epitelio, negli alveoli polmonari, nel sangue e nel resto del nostro organismo.

Questo è il motivo per il quale possiamo utilizzare un olio essenziale singolo oppure una miscela di oli essenziali per ottenere un effetto antiossidante, oppure di sostegno al sistema immunitario. Attraverso la diffusione ambientale, è possibile sanificare ambienti di lavoro, casalinghi, scolastici, di intrattenimento. Se pensiamo ai benefici sulla salute ed anche a quelli economici, il vantaggio è notevole.

Pensiamo al periodo invernale, ai suoi tipici malanni, all'epidemia influenzale: quanta gente è costretta a rimanere a casa, quante giornate di lavoro perse, quanti effetti collaterali da sindrome influenzale, bambini a rischio e anziani debilitati. Immaginiamo la spesa per l'acquisto di "farmaci sintomatici" che favoriscono ancor più la diffusione virale. Queste problematiche potrebbero esser ridotte, grazie al solo utilizzo di una miscela di oli essenziali composta da Eucalipto radiata, Rosmarino, Cannella, Chiodo di garofano e Arancio, messa in un diffusore ambientale.

Gli oli essenziali potrebbero ricoprire un ruolo importante nell'educazione alla salute, iniziando dalla famiglia e propagandosi alle comunità. Ho iniziato questo mio lavoro parlando dell'olfatto e mi piace l'idea di concludere con esso. Quando ho scoperto e compreso la potenza del "Naso", ho iniziato ad approfondire le mie ricerche, cercando di comprendere sempre più come migliorare la mia vita e quella di chi circonda, attraverso la modulazione delle emozioni.

Ciò che mi appariva difficile, a volte insormontabile, è divenuto semplice ed attuabile. Ho iniziato ad appassionarmi allo studio delle essenze, a studiare la segnatura delle piante da cui sono estratte, la loro capacità vibrazionale. Quando inaliamo un olio essenziale, dobbiamo sapere che le molecole contenute esercitano un notevole tropismo per il sistema nervoso centrale (SNC) e autonomo (SNA), oltre ad avere la capacità di oltrepassare la barriera ematoencefalica.

Ciò significa che, attraverso la semplice inalazione, possiamo prenderci cura di uno stato ansioso, di un attimo di sconforto. Le molecole degli oli essenziali, agendo come veri e propri messaggeri, arrivano al cervello limbico e stimolano l'archivio della memoria, i comportamenti emotivi ed istintivi, il tutto suscitato dagli odori. I messaggi ricevuti vengono inviati all'ipotalamo, che controlla numerose funzioni del SNA. Esso regola il ritmo sonno-veglia, gli ormoni sessuali, temperatura del corpo, appetito, digestione, e tanto altro ancora.

Gli stimoli olfattivi modificano il nostro comportamento in modo costruttivo e influenzano la nostra attività e le nostre emozioni. Attraverso gli oli essenziali si può esser in grado di armonizzare le funzioni del sistema endocrino, che, interagendo con i vari apparati, permette un sincronico stato di equilibrio psicofisico. Il nostro sistema "Vita" è programmato al fine di mantenere un ideale stato di salute, grazie all'interazione "Interno – Esterno ", tra fisiologia e ambiente. Tale equilibrio possiamo cercare di mantenerlo mediante ciò che si definisce "Aromaterapia di terreno", o "Terapia Olfattiva di Regolazione". Sono numerosi gli oli essenziali che fungono da "bilancia naturale" con funzione adattogena, che danno origine nel corpo ad una reazione appropriata atta a migliorare lo stato di omeostasi.

La mia personale esperienza con gli oli essenziali.

Sono giunti nella mia vita in un momento particolare, un momento di grande cambiamento, la menopausa e tutte le sue problematiche.

Quando racconto che ero stressata, non mi riferisco solo allo stato emozionale, ma ad una situazione organica che ormai durava da tempo, circa tre anni: livelli ematici e salivari di cortisolo decisamente elevati, tali da procurare un notevole aumento del tasso glicemico, valori della pressione diastolica fuori norma, irritabilità, aumento ponderale accentuato, è tutto ciò che è diametralmente opposto ad uno stato di benessere.

Avevo provato di tutto, dall'alimentazione specifica all'uso di integratori con sostanze adattogene, allo yoga. I miei eroi sono stati gli oli essenziali di Bergamotto e Lavanda, abbinata ad una tecnica particolare di applicazione degli stessi sul corpo.

I risultati positivi non si sono fatti attendere: la glicemia è rientrata nella norma, la pressione sanguigna anche, sono molto più serena e centrata, il peso ha iniziato a calare in modo significativo.

Il mio ritrovato benessere lo devo a queste "gocce di luce", questi messaggeri di forza, coraggio e amore, che sono certa mi accompagneranno per il resto della mia vita.

In chiusura, vorrei fare i ringraziamenti a Te chi da lontano, in termini logistici e di tempo, ha ispirato il mio lavoro: Grazie Maurizio.

Ed infine a Te, che ho l'onore di vivere ogni giorno, a Te che mi supporti e mi sproni a tirare fuori il meglio di Me, a Te che mi accompagni e mi tieni la mano.

A Te, Nunzio.

Bibliografia e Sitografia

Modern Essential (pubblicato e distribuito da Aroma-Tools, nona edizione, Pleasant Grove, Ut 84062)
Anno di pubblicazione 2017
www.aromaticplant.org (Aromatic Plants Research Center)

Indice

Youcanprint
Finito di stampare nel mese di Febbraio 2020

* 9 7 8 8 8 3 1 6 5 7 5 8 7 *

9 788831 657587